AF234475

# ÉNUMÉRATION DES METS



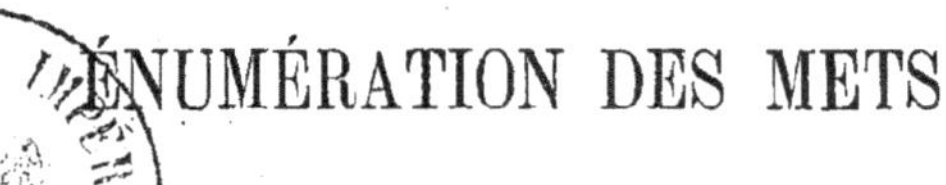

## QUI CONVIENNENT

# AUX GLYCOSURIQUES

### ORDONNÉS D'APRÈS LES PRÉCEPTES EXPOSÉS

PAR

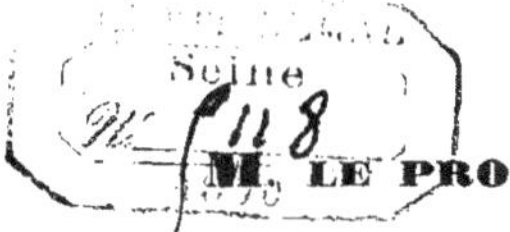



## M. LE PROFESSEUR **BOUCHARDAT**

DANS SES

## MÉMOIRES SUR LA GLYCOSURIE

PRÉCÉDÉE DE PRÉCEPTES GÉNÉRAUX SUR L'ALIMENTATION DES GLYCOSURIQUES

### DE LA LISTE DES ALIMENTS DÉFENDUS TANT QU'ILS NE SONT PAS UTILISÉS

ET SUIVIE

DE L'INDICATION DES METS PAR LESQUELS IL FAUT COMMENCER
DE REVENIR A L'ALIMENTATION COMMUNE
QUAND LES URINES NE CONTIENNENT PLUS DE GLYCOSE

**3ᵉ édition revue, augmentée**

---



## PARIS

### LIBRAIRIE MÉDICALE GERMER BAILLIÈRE

Rue de l'École-de-Médecine, 17

1870

# L'ALIMENTATION DES GLYCOSURIQUES.

Manger modérément et lentement, bien diviser, bien mâcher tous les aliments.

Peu d'aliments liquides, tels que bouillons, consommés, soupes, etc.

Boire à petits coups ; on peut se rincer la bouche avec de l'eau glacée ; si on l'avale, c'est surtout pour elle que l'indication de boire à petits coups est importante.

Tant que la quantité des urines rendues en vingt-quatre heures sera supérieure à un litre et demi, boire le moins possible.

Combattre le sentiment de la soif en mâchant longuement des graines de cacao caraque torréfiées.

Deux repas chaque jour sont préférables à trois ou quatre : un à dix heures, l'autre à six.

Éviter le repos et surtout le sommeil après les repas ; pour cela, une bonne promenade en sortant de table est très-convenable.

Ne se coucher que quatre à cinq heures après le dernier repas.

S'abstenir de tabac, ou fumer le moins possible.

# ALIMENTS DÉFENDUS.

**Liste des aliments défendus tant qu'ils ne sont pas utilisés, c'est-à-dire tant qu'ils donneront du sucre dans les urines.**

Les féculents et les sucres. Exemples : sucres, pain de toutes les céréales, pâtisseries, riz, maïs et autres graines féculentes ; les pommes de terre, les fécules de pommes de terre, d'arrow-root, de sagou, de tapioka et autres fécules alimentaires ou parties de végétaux qui en contiennent ; les pâtes farineuses de toute sorte, telles que semoule, macaroni, vermicelle, etc. ; les haricots, pois, lentilles, fèves, les marrons et les châtaignes ; les radis*, les raves, les carottes, les navets et autres racines féculentes ou sucrées ; tous les fruits et particulièrement les fruits sucrés, tels que les prunes et les pruneaux, les abricots, les raisins frais ou secs, les figues, les ananas, les poires, les pommes, les melons, etc. Les confitures de toutes espèces et autres aliments et boissons sucrés ; le miel, le lait, la bière, le cidre, les vins mousseux ou sucrés, les eaux gazeuses, les limonades et autres boissons acides, surtout lorsqu'elles sont sucrées.

La farine de froment et toutes celles de céréales ou de légumineuses, toutes les fécules, ne doivent pas intervenir dans les sauces ; de même que la chapelure, elles doivent être remplacées par la farine de gluten pur, la poudre de gluten panifié, ou, plus simplement, par des jaunes d'œuf, du beurre ou de la crème. Le sucre, le caramel, les carottes, les oignons, les navets, les raves doivent également être proscrits. Tous les légumes sucrés doivent être blanchis à grande eau, bien égouttés et divisés menu, avant cette opération, si cela est possible.

---

* On peut essayer les radis, mais vérifier, par l'analyse des urines après leur usage, si la quantité de sucre n'est pas accrue.

Essayer également des tranches de radis noir qui, dans quelques cas, ont paru salutaires, ou de la racine de raifort sauvage (*Cochlearia armoracia*) râpée.

# ALIMENTS PERMIS.

Vérifier, par l'analyse des urines après leur usage, l'influence des aliments marqués d'un ?.

---

## Pain.

Tranches de pain de gluten sèches ou biscottes de gluten.
Les mêmes, chauffées dans un four spécial, sont plus agréables.
Les mêmes, au son.
Pain préparé avec la farine de son parfaitement épurée et des œufs.
Pains divers préparés avec la farine de gluten.
Voyez page 13 l'article consacré aux pains et gâteaux de gluten, et de
    farine de son épurée.
Gâteaux d'amandes douces, privées de sucre.

---

## Potages.

Consommé (sans pain).
Bouillon (sans pain).
Consommé ou bouillon aux choux.
    —        ou bouillon aux poireaux.
    —        aux œufs pochés.
    —        à la bisque (sans pain ni farine).
    —        à la purée de gibier.
Bouillon au cerfeuil et à l'huile d'olive.
Potage gras à la semoule de gluten.
    —        avec pâte au gluten.
    —        avec vermicelle au gluten.
    —        au gluten granulé pur.
    —        au beurre* avec la semoule de gluten.
    —        —        avec le gluten pur.
Chocolat sans sucre à l'eau.
    —        avec poudre de cacao pur sans sucre, ou cocaine d'Amster-
dam, à l'eau.
Chocolat au gluten sans sucre à l'eau.

* On peut ajouter des jaunes d'œuf et de la crème dans les derniers potages, et dans le
chocolat.

## Hors-d'Œuvre chauds.

Œufs frais.
Saucisses au naturel.
    —    aux choux*.
    —    à la choucroute.
    —    truffées.
Petit salé aux choux*.
    —    à la choucroute*.
Boudin noir.
Jambon au jus.
    —    aux épinards.
Côtelette, ou rôti de porc frais au naturel [1].
    —       —    sauce moutarde.
    —       —    sauce piquante.
Hareng frais à la sauce piquante ou au beurre.
    —    saur à la sauce au beurre.
Sardines fraîches.
Huîtres frites.
Coquilles aux huîtres.
Escargots au beurre, à l'ail et aux fines herbes.

---

## Hors-d'Œuvre froids.

Huîtres blanches.
    —    anglaises.
    —    d'Ostende.
    —    de Marennes.
    —    marinées.
Beurre, à tous les repas.
Thon mariné.
Salade d'anchois.
Sardines confites à l'huile.
Hareng saur à l'huile d'olive.
Olives.
    —    farcies.
Artichaut à la poivrade.

Jambon fumé ou salé.
    —    de Bayonne à la gelée.
Saucisson de Lyon ou d'Arles.
Mortadelle d'Italie.
Saucisson de Troyes.
Langues.
Hures de sanglier.
Crevettes.
Caviars.
Homard.
Langouste.
Écrevisses.

[1] Toutes les viandes ou charcuteries, fumées ou salées, conviennent très-bien ; on les sert par tranches sèches ou avec de l'huile d'olive ou de fines herbes.

* La choucroute doit être blanchie à grande eau et bien égouttée ; il en est de même des choux.

## Bœuf.

Bœuf au naturel (bouilli).
— à la moelle.
— aux choux.
— à la choucroute blanchie à grande eau.
— sauce piquante.
— à la vinaigrette.
Bifteck à l'anglaise au naturel.
— au cresson.
— aux haricots verts.
— au beurre d'anchois.
— au fromage de Parmesan.
— aux choux-fleurs.
— aux épinards.
— à la chicorée.
Rosbif au naturel, ou avec les diverses associations indiquées
    pour le bifteck.
Filet sauté dans sa glace.
— aux olives.
— au beurre d'anchois.
— au vin de Madère sec.
— aux truffes.
— piqué sauce aux cornichons.
— à la béarnaise.
Émincé de filet de bœuf sauce piquante.
Entre-côte au beurre et aux fines herbes ou sauce piquante.
Attreaux de palais de bœuf.
Langue de bœuf à la sauce piquante.
Fagoue grillée à la maître d'hôtel.
Bœuf de Strasbourg.

## Agneau.

Agneau piqué.

Riz d'agneau à la financière, aux truffes.

Côtelettes d'agneau.

— aux pointes d'asperges.

— aux épinards.

— à la chicorée.

Blanquette d'agneau aux champignons, sans farine.

— aux truffes.

Gigot d'agneau au jus.

Poitrine d'agneau au jus, avec aromates.

---

## Mouton.

Gigot au jus.

Côtelettes au naturel.

— aux champignons et aux truffes.

— panées à la semoule de gluten panifiée.

— à la chicorée ou aux épinards.

— aux haricots verts, aux pointes d'asperges.

— . à la provençale.

— aux champignons.

Filet de mouton mariné en chevreuil.

Filets mignons grillés.

Rognons brochette.

— vin de Madère.

Poitrine de mouton à la chicorée.

Pieds de mouton à la poulette, sans farine ordinaire?

## Veau.

Veau froid à la gelée.
Riz piqué au jus.
  — piqué à la chicorée.
  — à la financière aux truffes.
  — à la poulette (beurre, jaune d'œuf sans farine).
Fraise de veau à l'huile (très-bon).
Fricandeau au jus.
    — à la chicorée, ou aux épinards, ou aux laitues.
    — aux haricots verts ou aux pointes d'asperges.
Cervelle au beurre noir.
    — à la poulette.
    — frite (avec farine de gluten).
Langue en papillote   —
Côtelette   —    —
    — grillée au naturel.
    — sautée aux truffes ou aux champignons.
    — au jambon.
    — aux pointes d'asperges, ou à la chicorée, ou à la laitue.
Rognons de veau.
Fagoue, grillée maître d'hôtel*.
Omelette aux rognons de veau, avec la graisse qui entoure les rognons.

---

## Entrées de volaille.

Poulet ou chapon au gros sel.
    — à la gelée.
    — aux huîtres.
    — à l'estragon.
    — au consommé.
    — en fricassée (à la farine de gluten).
    — à la tartare.
    — sauté aux truffes ou aux champignons.
    — aux laitues.
Salade de volaille?
    — en mayonnaise?
Chapon, canard ou caneton aux olives.
Tranches d'oie aux olives.
Pigeon à la crapaudine avec semoule de Durand.
Galantine de volaille.

* La fagoue de veau (pancréas) reste avec le foie, il faut le faire séparer par le tripier.

## Entrées de pâtisserie.

Tous ces mets doivent être préparés avec de la farine de gluten*, au lieu de farine ordinaire, d'excellent beurre, des œufs très-frais et de bons fromages.

Vol-au-vent.
— de blanc de volaille.
— de riz de veau.
— — aux truffes ou aux champignons?
— au saumon, ou au turbot, ou à la morue.
Petits pâtés au jus.
— au jambon.
— au homard.
— aux crevettes.
— aux huîtres.
Gâteaux au beurre, aux œufs, au fromage ; on peut y ajouter des noix, noisettes, amandes, pistaches grillées.

---

## Entrées de gibier.

Perdreau aux choux.
— en salmis.
Filet de perdreau aux truffes.
Bécasse en salmis.
— aux truffes.
Bécassine en salmis.
Canard sauvage en salmis.
Mauviettes en salmis.
— au gratin.
— en caisse.
Grives en salmis.
Caille en caisse.
— aux laitues.
Sarcelle en salmis.
Filets de chevreuil sauce poivre.
— aux champignons.
Côtelette de chevreuil aux truffes.
Quartier de chevreuil sauce piquante.
Salade de perdreau.
Purées de gibier (garnie d'œufs pochés).
Civet de lièvre.

* Si l'on n'est point sûr de la pureté de la farine de gluten, ces entrées de pâtisserie ne doivent être accordées que lorsque le sucre a disparu. On peut essayer aussi, pour ces entrées de pâtisserie, la farine de son épuré?

## Œufs.

Œufs brouillés au jus.
— au parmesan.
— brouillés aux pointes d'asperges.
— — aux truffes.
— sur le plat.
— au beurre noir.
— pochés au jus ou à la chicorée.
— aux épinards.
Omelette aux fines herbes.
— au lard.
— aux truffes.
— au jambon ou aux saucisses.
— aux rognons.
— aux divers fromages.
— au hachis de gibier.
Jaune d'œuf avec un peu de bouillon ou mieux de vin.

---

## Poissons frits

### OU AUTRES ANIMAUX A SANG FROID.

On remplacera dans les fritures la farine ordinaire par la farine de gluten, ou la farine de son parfaitement épuré.
Sole — filets de sole.
Éperlan.
Goujon.
Carpe.
Merlan ou limande.
Laitance de carpes.
Tous les poissons frits.
Cuisses de grenouille frites.
Queues d'écrevisse frites.

## Entrées de poissons

ET AUTRES ANIMAUX A SANG FROID.

Brochet à la sauce aux câpres* ou à l'huile.
Barbillon au bleu, ou à la sauce aux câpres*, ou à l'huile.
Truite   —   —   —
Bar   —   —   —
Meunier   —   —   —
Perches   —   —   —
Tanches   —   —   —
Meunier rôti au beurre et fines herbes.
Barbues à la sauce aux câpres ou à l'huile.
Turbot sauce aux câpres ou à l'huile.
   — au gratin, avec semoule de Durand.
   — sauce aux huîtres ou au homard.
Saumon sauce aux câpres ou à l'huile.
   — sauce aux huîtres ou au homard.
Truite saumonée sauce aux câpres ou à l'huile.
Mayonnaise au saumon.
Sole aux fines herbes ou au gratin, avec la semoule de gluten.
  — matelote normande.
Filet de sol mayonnaise.
Merlan au vin blanc ou aux fines herbes.
Filet de merlan au gratin.
Maquereau à la maître d'hôtel.
Éperlan au gratin, à la semoule de gluten et aux fines herbes.
Matelote de carpe ou d'anguille.
Carpe au bleu ou à l'huile.
Anguille à la tartare ou à la poulette.
Laitances de carpes en matelote.
Hareng au beurre, ou à l'huile, ou sauce moutarde.
Morue à la maître d'hôtel, ou à la provençale, ou à l'huile.
Raie au beurre noir ou sauce aux câpres.
Anguille de mer à l'huile ou au beurre.
Limande   —   —
Cabillaud   —   —
Moules à la poulette ou à la marinière.
Grenouilles   —   —
Homard ou langouste, salades de homard ou de langouste.
Écrevisses ou crevettes, ou escargots, boudin d'écrevisse.

---

* Toutes les sauces blanches doivent être préparées avec le beurre et les jaunes d'œuf sans farine, ou avec la farine de gluten, ou de son épuré.

## Salades.

L'huile ou la crème doivent entrer pour une large part dans leur assaisonnement. Le lard, coupé en petits morceaux, fondu et rissolé, peut avantageusement y remplacer l'huile. Peu de vinaigre ; il peut être remplacé par du vin.

Laitue seule ou aux œufs.
Romaine.
Escarole.
Chicorée.
Barbe de capucin.
Mâche.
Pissenlit.
Scorsonère.
Cresson.
Haricots verts.
Choux-fleurs seuls ou aux œufs.
Mayonnaise de homards, avec œufs et laitue.

---

## Rôts.

Filet de bœuf piqué ou rosbif.
— de cheval.
Quartier de porc au jus.
Gigot, gigot de pré-salé, gigot d'agneau.
Veau rôti au jus.
Chevreuil.
Poulet, poularde ou chapon rôti.
Pigeon rôti.
Caneton ou canard rôti.
Oie rôtie.
Dinde rôtie.
Dinde ou chapon truffé.
Faisan.
Perdreau, gris ou rouge, truffé.
Ortolan, caille rouge, de rivière.
Bécasse, bécassine, becau.
Grives, râle de genêt, pluvier doré.
Sarcelle, bec-figues, alouettes.

*Nota.* — Plusieurs de ces rôts peuvent être garnis au cresson, ou à la chicorée, ou à la laitue, ou aux champignons, ou au pain de gluten, pour remplacer les croûtes. Ces tranches de pain peuvent être imbibées d'huile d'olive.

# Entremets de pâtisserie

ET AUTRES POUR REMPLACER LES ENTREMETS AU SUCRE.

*Gâteau de gluten* ou de *farine de son épuré*, préparé comme il
  suit :
Eau, demi-litre ; beurre très-frais, 100 grammes ; sel, quantité
suffisante. Faites bouillir ; retirez du feu ; ajoutez farine de gluten ou
farine de son épuré, 250 grammes ; mêlez intimement ; travaillez
vivement sur le feu afin d'obtenir une pâte très-ferme ; retirez du feu,
laissez refroidir cinq minutes ; ajoutez alors, en agitant vivement,
trois à six œufs très-frais. Divisez en petites galettes de l'épaisseur du
doigt, de la largeur d'une assiette ; faites cuire à un feu doux pendant
environ une demi-heure.
*Crêpes au gluten* avec farine de gluten pure.
           —          avec semoule de gluten panifiée.
*Gaufres* avec farine de gluten ou farine de son épuré.
*Gâteaux avec des bresaudes* et farine de gluten.

Les *pâtisseries légères* se réussissent très-bien avec la farine de
gluten ou la farine de son épuré ; mais il faut remplacer le sucre par
du sel. On peut essayer d'y ajouter la partie liquide d'un beau miel
dont la partie solide, qui est nuisible, serait séparée.

*Pain de gluten.* Prenez farine de gluten, 1 kilogramme ; levûre
fraîche, gros comme une petite noix, que vous délayerez dans un peu
d'eau fraîche ; sel de cuisine, deux pincées. Ajoutez : Eau chaude à 35
ou 40 degrés, quantité suffisante pour faire une pâte de bonne con-
sistance.

Cette pâte étant mise dans un panneton saupoudré de farine de
gluten ou de son, placez-la dans un endroit chaud jusqu'à ce qu'elle
soit bien soulevée par la fermentation, ce qui peut exiger d'une heure
et demie à deux heures, suivant la température.

Divisez alors cette pâte, en vous servant de farine de gluten, en
petits pains allongés que vous ferez cuire comme le pain ordinaire.

On peut, s'il existe de la constipation, mêler un quart de farine de
son épuré à la farine de gluten.
*Gelée au rhum ou au kirsch, où au café* sans sucre.
*Omelette au rhum* sans sucre, avec un peu de farine de gluten.
*Omelette à la vanille*, sans sucre.

## Entremets de légumes.

Artichaut à la sauce au beurre, sans farine, ou à l'huile.
    —     à la barigoule.
    —     frit, ou à l'italienne, ou à la lyonnaise, sans farine.
Choux-fleurs à la sauce, ou à l'huile ou au jus.
    —        au gratin, avec semoule de gluten.
    —        au parmesan.
Choux au beurre ou à l'huile.
Choux de Bruxelles au beurre ou à l'huile.
Choucroute blanchie à grande eau, à l'huile ou au beurre.
Laitue au jus ou à la crème.
Haricots verts au jus, à la crème, au beurre, à l'huile.
Asperges à la sauce ou à l'huile.
    —     aux petits pois sans sucre.
Épinards au jus, à la crème, au beurre, à l'huile.
Croûtes aux champignons, avec des tranches de pain de gluten.
Champignons au gratin avec la semoule de gluten.
Salsifis à la sauce ou au jus.
Cardons au jus ou mieux à la moelle.
Morilles à la poulette.
Truffes au vin de Madère ou à l'italienne.
Concombres bien blanchis à la Béchamel, au jus et à la moelle.
    Essayer les topinambours, non blanchis au beurre, à la sauce blanche, à la barigoule, au jus, etc.

---

Tous les légumes indiqués ci-dessus doivent être blanchis, en les coupant menu et les faisant bouillir avec la plus grande quantité possible d'eau salée, les égouttant bien.

Les légumes sucrés eux-mêmes, tels que navets, oignons, potirons, en les coupant menu et les faisant bouillir à grande eau, les égouttant bien, peuvent être utilisés.

Les culs d'artichauts, asperges, haricots verts, conservés par le procédé d'Appert offrent une ressource précieuse.

## Café. — Thé. — Liqueurs.

Observer l'influence sur les urines du café et du thé. Restreindre les alcooliques, aussitôt qu'ils déterminent la moindre excitation encéphalique.

Moka peu torréfié, sans sucre.

Bourbon et Martinique sans sucre.

Thé Pékao, à pointes blanches, sans sucre.

— Saot-choon —

On peut ajouter aux infusions de thé, au lieu de sucre, de la crème, ou du rhum, ou de l'eau-de-vie, ou du kirsch.

Thé de fleurs d'oranger, infusion théiforme sans sucre.

---

## Dessert.

Fromage à la crème sans sucre. Crème épaisse.

— de Neufchâtel, bondon raffiné.

— de Brie, ou d'Épouësses, ou d'Auvergne, ou Mont-Dore.

— de Gruyère ou de Hollande.

— de Roquefort ou de Pont-Lévêque.

— de Chester ou de Parmesan.

— de Silton, ou de Estilton, ou de Strakeno.

Tous les fromages frais sans sucre bien égouttés.

Amandes fraîches, noix fraîches, noisettes fraîches, cerneaux.

Amandes sèches, noix sèches, noisettes sèches, pistaches. On peut griller toutes ces semences.

---

## Vins.

Dans les vingt-quatre heures, 1 litre de vin suffit pour un homme, un demi-litre pour une femme. On peut couper le vin avec de l'eau de Vals (*source Saint-Jean*).

### ROUGES VIEUX.

Migraine, — Chaînette, — Clos-Navril, — Mâcon, — Côte-Saint-Jacques, — Pomard, — Nuits, — Beaune, — Chambertin, — Clos-Vougeot, — Romanée, — Ermitage, — Bordeaux, — Médoc, — Château-Larose, — Saint-Julien, — Château-Laffite, — Cahors, — St-Georges.

### BLANCS VIEUX.

Madère ou Marsalla, — Chablis, — Pouilly, — Girolles, — Coteau de Jean-Sans-Peur, — Mont-Rachet, — Grave, — Sauterne, — Côte-Rôtie, — Ermitage, — Xérès, — Château-Châlon. — Rhin.

*Aliments par lesquels il faudra commencer de revenir à la vie commune quand les urines ne contiendront plus de sucre, mais en ayant soin d'essayer les urines après leur usage afin d'être certain que les sucres ou les fécules sont utilisés*.*

Échaudés, — pain de son, pain ordinaire, mais toujours en quantité modérée, préférer la croûte ou le pain légèrement torréfié au four, ou le biscuit marin torréfié, pommes de terre frites, semoule de gluten ordinaire. — Essayer du pain dans la préparation duquel on remplacera le sel ordinaire par du sel de Seignette.

Outre les aliments permis, on peut faire intervenir dans l'alimentation les parties gélatineuses des animaux, telles que pieds de cochon au naturel, à la Sainte-Menehould, farcis aux truffes; les *andouilles* et *andouillettes de Troyes; oreille ou tête de veau* au naturel et en tortue. Les fèves de marais et les petits pois très-fins et en quantité modérée.

On peut associer les feuilles de céleri à la salade, essayer le céleri bien blanchi au jus de viande, les carottes et les navets coupés très-menu, blanchis à grande eau et accommodés au jus de viande.

On peut accorder une tranche de melon et les fruits suivants : fraises, pêche, ananas, framboises, groseilles, cerises, mais toujours sans sucre.

On peut prendre ces fruits conservés par le procédé d'Appert sans sucre ou à l'eau-de-vie, également sans sucre.

On peut essayer les pommes et les poires, mais toujours en quantité modérée, crues et sans sucre. On peut boire de la bière de garde, mais vieille, non gazeuse, pure ou étendue d'eau.

Quand la guérison est consolidée, se guider d'une manière générale pour l'alimentation, d'après les préceptes exposés avec détail dans le *Mémoire sur l'entraînement du pugiliste*, imprimé dans le *Supplément à l'Annuaire de thérapeutique pour 1861*.

---

* On s'assure que les aliments féculents ou sucrés sont complétement utilisés en portant à l'ébullition 50 grammes d'urine (plein un matras d'essayeur) et 10 grammes environ (une cuillerée à bouche) de chaux vive éteinte. Si l'urine contient du sucre, elle se colore, et cela d'autant plus que la proportion de sucre est plus considérable. La coloration est la preuve que les aliments féculents ou sucrés ne sont pas complétement utilisés et qu'il faut reprendre le régime rigoureux.

PARIS. — IMPRIMERIE DE E. MARTINET, RUE MIGNON, 2.